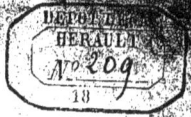

HOMMAGE DE L'AUTEUR.

LA

BACTÉRIOLOGIE

AU XVIIIᵉ SIÈCLE ET AUJOURD'HUI

DISCOURS

PRONONCÉ A LA SÉANCE SOLENNELLE DE RENTRÉE

DES FACULTÉS DE MONTPELLIER

PAR

M. KIENER

PROFESSEUR D'ANATOMIE PATHOLOGIQUE ET D'HISTOLOGIE A LA FACULTÉ DE MÉDECINE
DIRECTEUR DU SERVICE DE SANTÉ DU XVIᵉ CORPS D'ARMÉE

MONTPELLIER

TYPOGRAPHIE ET LITHOGRAPHIE CHARLES BOEHM

ÉDITEUR DU MONTPELLIER MÉDICAL
DE LA GAZETTE HEBDOMADAIRE DES SCIENCES MÉDICALES

10, Rue d'Alger, 10

1891

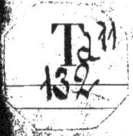

LA

BACTÉRIOLOGIE

AU XVIIIᵉ SIÈCLE ET AUJOURD'HUI

DISCOURS

PRONONCÉ A LA SÉANCE SOLENNELLE DE RENTRÉE

DES FACULTÉS DE MONTPELLIER

PAR

M. KIENER

PROFESSEUR D'ANATOMIE PATHOLOGIQUE ET D'HISTOLOGIE A LA FACULTÉ DE MÉDECINE
DIRECTEUR DU SERVICE DE SANTÉ DU XVIᵉ CORPS D'ARMÉE

MONTPELLIER

TYPOGRAPHIE ET LITHOGRAPHIE CHARLES BOEHM
ÉDITEUR DU MONTPELLIER MÉDICAL
DE LA GAZETTE HEBDOMADAIRE DES SCIENCES MÉDICALES
10, Rue d'Alger, 10

1891

LA

BACTÉRIOLOGIE AU XVIIIᵉ SIÈCLE ET AUJOURD'HUI

Monsieur le Recteur,
Mesdames, Messieurs,

A cette réunion, où maîtres et élèves se réjouissent de se retrouver après quelques mois de séparation et de commencer une nouvelle année de communes études, la Faculté de Médecine assiste en deuil. Le Collègue à qui elle avait par deux fois confié l'administration de ses intérêts et la conduite de ses conseils, le Doyen qu'elle était glorieuse de voir marcher à sa tête, n'est plus, et son siège est vacant. Me trompé-je en disant qu'elle retrouve ici son souvenir présent, dans tous les rangs de cette assemblée, dans tous les cœurs ?

A cette mémoire dont vous venez, Monsieur le Recteur, de retracer avec autorité le noble état des services, vous permettrez qu'un Collègue relativement jeune rende à son tour un hommage attendri et respectueux. Car je n'ai pas le projet de faire revivre, d'analyser, de louer devant vous cette âme très entière, très élevée et très simple, qui, sans esprit de hauteur et de septicisme, voulut se dérober aux éloges publics, et qui fit le bien tout naturellement, comme on exerce une fonction, comme on exécute ce qui est prescrit.

Toutes les obligations de la vie avaient à ses yeux la même importance, et il les accomplissait avec ponctualité et gravité, depuis l'acte professionnel humble et journalier, jusqu'à la défense des hauts intérêts publics.

Dans ses relations sociales il n'avait pas deux figures ni deux mesures, l'une pour les petits, l'autre pour les grands ; mais il appréciait le mérite, éclatant ou modeste, d'après une commune mesure, et tout droit, si minime qu'il fût, lui semblait sacré.

La nature, qui le destinait à être heureux, lui avait donné à la fois les délicatesses exquises du sentiment qui font le charme de la vie domestique, et une pensée, froide, claire, simplifiante, qui convient excellemment aux affaires. Dans le conseil, il avait cette force entraînante et souvent décisive de n'hésiter point. Il semblait ignorer les douloureux débats du pour et du contre; le parti à prendre se dégageait dans sa pensée par un procédé presque instantané de simplification ou de synthèse.

Ce caractère ferme et ce jugement sûr, au-dessous desquels on sent comme la rigidité d'une règle et d'une doctrine, ont un écueil parfois : l'homme qui en est armé peut être enclin à plier les autres à la discipline qui l'a rendu maître de soi-même. — Autoritaire, doctrinaire, M. Castan ne le fut en aucune façon ; il fut l'homme le plus modéré, le plus conciliant du monde. Le sens pratique et une merveilleuse lucidité d'esprit lui permirent en tout temps de distinguer ce qui est désirable de ce qui est possible, ce qui est obligatoire de ce qui est facultatif, ce qu'il faut garder inébranlable au fond de la conscience de ce qui peut et doit changer.

En matière de science, ce chrétien très rigide fut un homme de progrès. Sa première éducation médicale lui fit accepter avec ardeur les doctrines qui jetaient alors un dernier éclat dans notre École. Il composa deux livres sur « les Fièvres », sur « les Diathèses », qui en donnèrent la formule la plus moderne et qui restèrent longtemps dans toutes les mains. Depuis lors, le point de vue de la médecine a changé plusieurs fois : de symptomatique il est devenu anatomique, et puis étiologique. M. Castan suivit ce mouvement sans esprit de retour. Dans cet enseignement clinique auquel il a été trop tôt arraché, et qui est le plus vivant, le plus sincère, le plus personnel de ceux que nous sommes appelés à donner, il avait gagné la confiance de son jeune auditoire en portant dans l'explication de la maladie toutes les lumières de l'expérimentation, de l'anatomie pathologique et de la bactériologie.

Il avait une haute idée de cette dernière science et foi dans son avenir. Une de ses dernières préoccupations était l'insuffisance de nos moyens de l'enseigner, et il avait formé le dessein, pour la réalisation duquel son crédit personnel nous eût été infiniment précieux, d'intéresser le chef de notre Université et le Ministre à la création d'un laboratoire de recherches, outillé pour les analyses bactériologiques que demande chaque jour l'hygiène publique, et pour lesquelles notre région est tributaire des laboratoires éloignés. C'est par un sentiment de déférence et de respect pour sa volonté, autant que pour gagner des sympathies à une œuvre qui nous était également chère, que j'ai accepté l'honneur de vous entretenir aujourd'hui des « Progrès de la Bactériologie ».

Je voudrais opposer en deux tableaux l'état de cette science au XVIIIe siècle et à notre époque.

I.

LES DÉBUTS DE LA BACTÉRIOLOGIE AU XVIIIᵉ SIÈCLE.

Lorsque, le 15 mars 1495, Christophe Colomb eut débarqué au port de Palos, il fut comme porté en triomphe et escorté par l'acclamation des peuples jusqu'à Barcelone, où Ferdinand et Isabelle le reçurent avec une pompe inusitée. On écouta en silence le récit simple et grave qu'il fit de son expédition à Haïti et à Cuba, et, lorsqu'il eut terminé, le roi et la reine se mirent à genoux pour remercier Dieu d'un événement qui permettait à l'homme de connaître enfin l'étendue et la configuration du globe qu'il habite, et qui ouvrait à leurs peuples une ère de conquêtes et de richesse.

Les découvertes dont je vais avoir l'honneur de vous entretenir n'ont pas eu le don de soulever à leur apparition l'enthousiasme des peuples et des rois, mais seulement de provoquer dans une réunion de savants ce mouvement d'attention qui accueille les révélations extraordinaires, et cet émoi contenu, composé de surprise, de désir d'en savoir davantage, et d'espérances dont chacun calcule mentalement la lointaine réalisation. Tels furent les sentiments de la Société royale de Londres, lorsque, en 1673, un de ses membres, le naturaliste Regnier de Graaf, revenant de Hollande, communiqua à ses Collègues une notice intitulée : « Spécimen d'observations faites au moyen d'un microscope construit par M. Leuwenhoëck ».

Dans ce Mémoire et dans une série d'autres qui se succédèrent jusqu'en 1713, le commis drapier devenu micrographe racontait avec une précision parfaite et une émotion communicative le spectacle qui lui était apparu en regardant avec ses lentilles la circulation capillaire dans les membranes transparentes de la grenouille, les globules colorés qui se pressent avec rapidité en se déformant dans les étroits couloirs, et puis les filaments mobiles de la semence, et de nombreux détails de structure concernant les insectes, les mousses, les tissus du corps humain, puis les globules dont se compose la levure de bière, et enfin les milliers d'animalcules qui s'agitent dans une goutte d'eau.

Cette dernière communication excita particulièrement l'attention de la Société royale, qui consacra plusieurs de ses séances à en discuter la signification. On ne se lassait pas d'admirer la prodigieuse fécondité de la nature dans ses menues et délicates productions. Il semblait que, un voile étant levé, on voyait s'ouvrir un monde nouveau à la curiosité humaine, pas aussi éloigné de nous que l'Amérique, mais aussi fécond peut-être en applications utiles au bien-être de l'homme. Des savants tels que Néhémiah Grew, Robert Hoock, de Graaf pouvaient se demander, ce qui est plus important, d'agrandir sa maison ou de la connaître mieux.

Pour nous rendre compte de l'effet moral de pareilles découvertes et de l'orientation nouvelle qu'elles allaient donner à la spéculation scientifique, essayons de nous représenter quels étaient, dans la société qui entrait dans le XVIII⁰ siècle, l'ordre des pensées et le bilan des connaissances.

En tout ce que l'humanité peut atteindre par l'observation psychologique, par le calcul et par la méditation, cette société est d'une maturité achevée. L'art, après avoir cherché pendant trois siècles une forme de plus en plus parfaite pour en revêtir les symboles, les légendes et les figures divines de sa foi religieuse, après avoir retrouvé un temporaire éclat dans la reproduction des formules de la beauté antique, glisse déjà sur la pente de son rapide déclin. En fait de morale, tout a été dit, et La Bruyère se plaint que le plus beau et le meilleur ait été enlevé. Les mathématiques sont à peu près terminées ; l'analyse a livré ses subtiles formules et la géométrie ses idéales constructions. Par des lois d'une simplicité surprenante Newton a expliqué la mécanique céleste et l'optique. Et dans leur conception géométrale de l'univers, les philosophes ont pu faire deux parts, l'une à la pensée qui rapproche l'homme de la nature de Dieu, l'autre à la matière étendue et mouvante. Aussi les écrivains ont-ils le sentiment d'appartenir à un âge classique, ils parlent à la postérité avec une olympienne tranquillité.

Une seule chose manquait à cet édifice de connaissances, les phénomènes de la vie ; depuis Aristote, on ne s'en était plus guère préoccupé. On connaissait l'anatomie descriptive du corps humain dans ses grandes lignes, et de la physiologie une seule question qui avait coûté beaucoup d'efforts, la circulation du sang. Mais l'histoire naturelle n'était guère allée au delà de l'homme. On ne savait presque rien des animaux ni des plantes.

Quel ordre d'idées pouvaient évoquer les animalcules qu'on voyait avec tant de surprise pulluler dans les infusions ? On ne savait quels noms leur donner ; Joblot, un contemporain de Leuwenhoëck, les appelle tantôt poissons, tantôt insectes, suivant qu'il veut indiquer qu'ils nagent dans l'eau ou qu'ils sont très petits.

La première question qu'on se posa fut celle de leur origine. L'antique croyance d'après laquelle les vers, les insectes, les reptiles, peuvent naître de toutes pièces dans les substances en décomposition avait été ébranlée par les publications de Harvey, le premier des épigénistes, et de Redi, le premier des xénogénistes. Tout le monde connaît l'artifice aussi simple qu'ingénieux par lequel Redi avait démontré que les larves dont se remplit la viande en été ne se développent pas spontanément, mais proviennent des œufs déposés par les mouches. En couvrant la viande d'une étoffe de gaze, il vit les mouches déposer leurs œufs sur la gaze, et la viande se trouva préservée des larves.

Lorsque Leuwenhoëck découvrit les micro-organismes dans l'eau corrompue, la question de leur origine se présenta donc tout naturellement à son esprit. Il avait remarqué que la vie apparaît dans l'eau de pluie seulement deux ou trois jours après que cette eau a séjourné dans un vase à la température ordinaire, et que, si le vase a été fermé par un simple couvercle de papier, les infusoires s'y développent plus tardivement et en bien plus petit nombre que dans un vase ouvert. Ces observations l'avaient amené à penser que ces petits êtres proviennent de germes préexistants dans l'air.

Le problème était bien posé et se trouva être de ceux que l'état des connaissances eût permis de résoudre. Il ne tarda pas à être soumis à la méthode expérimentale. Un micrographe que les sarcasmes de Voltaire n'ont pu discréditer auprès des savants, Necdhom, eut le premier l'idée d'enfermer une infusion dans un ballon hermétiquement clos, et d'entourer le ballon de cendres brûlantes pour détruire par la chaleur tous les germes qui pouvaient s'y trouver. Dans ces conditions, il vit les infusions se remplir néanmoins, au bout de quelques jours, de micro-organismes. Il conclut de cette expérience que les germes ne sont pas nécessaires à la génération des êtres inférieurs, mais que dans toute substance, animale ou végétale, ayant eu vie, résident certaines molécules indestructibles que la mort ne fait que désagréger et qui sont toutes prêtes à se rassembler ultérieurement, lorsque les conditions ultérieures sont favorables, pour constituer de nouveaux êtres vivants. Cette théorie, à laquelle Buffon prêta la magnificence de son style, et dont Diderot s'amusa à faire souligner les hardiesses par Mlle de Lespinasse dans le Rêve de d'Alembert, trouva un contradicteur admirablement doué pour l'analyse expérimentale dans l'abbé Spallanzani.

Je ne puis résumer ici un débat qui se poursuivit de 1745 à 1771 et dans lequel les deux tenants rivalisèrent d'ingéniosité. Il me suffira de rappeler que Spallanzani, jugeant à bon droit que Necdhom n'avait pas soumis ses infusions à une température suffisante pour détruire les germes, modifia l'expérience en prolongeant l'ébullition en vase clos pendant une heure ; il obtint ainsi des bouillons définitivement stériles, comme nous nous exprimons aujourd'hui. Plus tard, il montra que les infusions bouillies pendant une heure n'avaient nullement perdu la « force végétative » comme l'objectait Necdhom, puisque, si l'on ouvrait le ballon, l'infusion ne tardait pas à se remplir d'animalcules. Mais, lorsqu'il voulut prouver directement que la chose

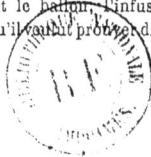

essentielle dont la liqueur et l'air sont purgés par l'action du feu est précisément les germes qu'ils contiennent, il n'obtint pas de résultat décisif.

La question, qui avait passionné les esprits par son intérêt philosophique,
fut dès lors abandonnée, et plus d'un demi-siècle s'écoula avant qu'elle fût
reprise.

Une question médicale cependant, qui se rattache étroitement à notre
sujet, occupa une large place dans les préoccupations de l'époque. A la plus
affreuse des maladies virulentes, la variole, plusieurs médecins, suivant
l'exemple de lady Montagu, avaient eu la hardiesse d'opposer l'inoculation
préventive du virus, et des tentatives analogues avaient été faites par les
vétérinaires, en vue de préserver les moutons de la clavelée, les bœufs de la
peste bovine. La méthode reposait sur ce fait que les virus introduits sous la
peau déterminent des accidents moins graves que les maladies spontanées
et confèrent cependant l'immunité. La mortalité de la maladie provoquée est
cent fois moindre que celle de l'autre, ce que Tronchin exprimait en disant :
« La variole nous décime, l'inoculation nous millésime. » Mais, si l'inoculation
était un bénéfice pour l'individu qui s'y soumettait, elle n'en créait pas moins
un danger social, car c'était le virus lui-même, dans toute sa force, dont on
multipliait ainsi les germes.

Le plus important résultat assurément de ces pratiques fut de préparer les
voies aux méthodes plus sûres employées aujourd'hui, et peut-être d'avoir
suscité la découverte de cette vaccination jennérienne dont aucun procédé
n'a encore pu égaler la perfection. Mais ni l'inoculation du virus ni celle du
cow-pox ne se rattachaient à un ensemble de vues théoriques sur la nature
des maladies infectieuses, c'étaient des faits empiriques et incompris qui ne
laissaient pour le moment espérer aucun progrès nouveau.

Il semble cependant que quelques esprits clairvoyants, tels que Lancisi,
Pringle, eussent sur la nature matérielle et l'origine tellurique des agents
qui déterminent les maladies infectieuses, je ne dirai pas des notions précises,
mais des pressentiments curieux à rappeler. Un médecin de Mâcon, Navier,
correspondant de l'Académie des Sciences, dans une lettre adressée à cette
compagnie, s'exprime ainsi au sujet des maladies épidémiques et notamment
de la dysenterie, qui ravageaient une grande étendue du royaume : « Cette
»dysenterie paraissait occasionnée par les miasmes étrangers, déposés dans
»les premières voies, par l'air qui s'incorpore à la salive et aux nourritures,
»ou même par celui qui s'introduit par les poumons dans le sang, dont il
»altère les liqueurs... Pour n'être pas convaincu de cette vérité, ajoute-t-il,
»il faudrait méconnaître ce qui se passe dans l'air et sur la terre, la variété
»prodigieuse des exhalaisons qui en émanent, et les impressions différentes

»qu'elles peuvent faire sur nos liqueurs et sur le tissu tendu et délicat de nos
»solides. Il ne serait pas possible à l'homme de subsister au milieu d'un pareil
»tourbillon, si Dieu, qui veille sans cesse à notre conservation, n'avait créé
»et établi un être correctif de toutes ces vapeurs léthifères qui s'élèvent de
»notre globe : notre atmosphère est remplie d'un esprit aérien, universel,
»acide, qui corrige et détruit les miasmes putrides que produisent perpétuel-
»lement tous les corps terrestres destitués de vie et abandonnés à la cor-
»ruption.»

Mais ces vues, dont l'avenir a montré la justesse, manquaient de fondement
scientifique et par conséquent d'autorité. L'hygiène publique était dans un
état déplorable; mais les cris d'alarme des médecins ne purent ni émouvoir
l'opinion, ni imposer aux pouvoirs les réformes les plus urgentes.

Pourquoi dès lors ne chercha-t-on pas à isoler ces êtres infiniment petits qui
pullulent dans les liquides putrides, à étudier leur mode de nutrition et de
reproduction, à essayer leur action sur les substances organiques mortes ou
vivantes?

Étaient-ce les instruments ou la méthode qui faisaient défaut?

Je conviens que le microscope dont on faisait usage ne permettait pas de
voir les micro-organismes distinctement, mais l'état des connaissances en
optique n'eût pas empêché d'y faire pénétrer la lumière. Déjà au temps de
Leuwenhoëck, Huyghens avait pourvu l'oculaire de sa lentille de champ, et
vers la fin du siècle Euler avait indiqué le moyen de rendre l'objectif
achromatique, en associant à une lentille convergente, peu dispersive en
crown-glass, une lentille divergente plus faible mais plus fortement dispersive en flint-glass. Ce sont les deux organes essentiels du microscope ; si on
n'a pas songé à en tirer parti, c'est qu'on ne sentait pas le besoin des forts
grossissements.

La méthode, c'est-à-dire la claire conception des problèmes et la manière
de les résoudre par un ensemble de procédés raisonnés, attendait-elle de
pouvoir s'incarner dans un profond esprit animé par un grand cœur, dans un
Pasteur? Lorsque devant la moisson mûre ne se présente pas un de ces
puissants ouvriers, l'humanité y supplée par la légion des travailleurs et la
puissance du temps.

Ce qu'il ne faut pas oublier, c'est que la plupart des sciences sont liées
entre elles comme un réseau et se prêtent un mutuel appui ; il en est qui en
raison de leur complexité ne peuvent naître que tardivement et lorsque
plusieurs autres sont déjà fort avancées. L'obstacle qui se dressait devant le
développement de la microbiologie, c'est que la Chimie et la Physiologie
pathologique n'étaient pas nées.

2

En vérité, bien d'autres questions devaient être agitées avant celle-ci. La nature inexplorée étendait à perte de vue, comme une forêt vierge, l'inextricable fouillis de ses mystères. On s'y engagea de tous les côtés à la fois. Tandis que les chercheurs de la pierre philosophale découvraient le phosphore et l'oxygène, le Jardin du Roi, puîné de notre Jardin des Plantes, s'enrichissait des exemplaires de la flore et de la faune exotiques. Tournefort et Linné, Daubenton et Buffon s'appliquaient à décrire et à classer ces richesses, pendant que les Jussieu, les Hunter, Broussonnet et Vicq-d'Azyr se livraient à des études plus approfondies sur la structure des organes. Haller publiait le premier traité de physiologie où les fonctions sont rapportées à des propriétés de tissu. Wolff ouvrait à l'embryologie une voie féconde par la distinction déjà très nette des trois feuillets ; Morgagni préparait pour l'anatomie pathologique un premier recueil d'observations.

Et, suivant la marche ordinaire de l'Idée, le goût de l'étude de la nature avait passé des savants aux philosophes, aux écrivains, au grand public. Il se développe dans les écrits de Diderot en système philosophique, s'humanise et devient principe d'éducation dans l'*Émile* de Rousseau, dans le *Philantropinum* de Basedow ; il s'humanise plus encore et devient récit charmant sous la plume de Bernardin de Saint-Pierre. Et toute cette Société, délicate et raffinée, est prise d'un nostalgique besoin de retour à la nature. Comme un captif suit dans l'air le vol rapide de l'oiseau, l'atmosphère des salons et de la Comédie faisait rêver aux champs.

Mais voici qu'à la fin de son labeur fiévreux, où les découvertes se sont succédé sans ordre, sans suite, toutes importantes, le siècle primesautier entre tous ressent visiblement de la fatigue et ne voit pas la lumière. Il est dans la vie collective des sociétés, comme dans celle d'un savant, des années ingrates où l'esprit, las d'errer au milieu de faits isolés qu'il ne parvient pas à coordonner, est comme accablé de son impuissance. Puis, un beau matin, il s'éveille dispos, saisit d'une main ferme le timon de la charrue et trace un franc sillon. Nous touchons au moment où les différentes branches de la Biologie vont se constituer en sciences distinctes. Lavoisier et Bichat se lèvent à l'horizon ; au siècle philosophique va succéder le siècle scientifique.

II.

LA BACTÉRIOLOGIE AUJOURD'HUI.

Si la reconnaissance publique reporte volontiers sur l'auteur principal tout le mérite des grandes œuvres et laisse dans l'ombre les travaux plus modestes de ses précurseurs et de ses contemporains, cet oubli n'est pas permis aux hommes de science qui savent de quelles difficultés est entourée la genèse d'une idée, et combien les premiers pas en sont incertains et chancelants. Je ne m'exposerai pas cependant au reproche de partialité nationale en disant que M. Pasteur, dans sa carrière scientifique d'un demi-siècle, a marqué toutes les étapes importantes de la microbiologie par la démonstration des principes sur lesquels elle repose et par la découverte des applications qui ont été les plus utiles à l'humanité. Pour rendre à chacun ce qui est dû, il me faudrait suivre dans son développement historique une science qui, d'abord restreinte à une branche de la chimie, a envahi peu à peu le vaste domaine de la Biologie. Après en avoir montré le point de départ, je dois me borner à en marquer le point d'arrivée.

L'ancien débat, plusieurs fois abandonné et toujours renaissant, de l'origine des micro-organismes a coûté à M. Pasteur un temps précieux, et l'a retenu près de vingt années dans une polémique irritante comme l'enseignement d'un enfant rebelle ; il est bien vidé aujourd'hui et n'est plus qu'un souvenir historique. Nous savons que les micro-organismes ne naissent pas par hasard dans les liqueurs qui se corrompent et ne sont pas le commencement d'une organisation de plus en plus élevée.

Ils proviennent de germes qui se trouvaient dans la liqueur antérieurement à sa corruption, et dont le développement a été étroitement lié aux phénomènes de fermentation ou de putréfaction accomplis au sein de cette liqueur. Les liquides naturellement stériles, tels que la sève des végétaux, le jus pris dans le centre du grain de raisin, le sang et la lymphe pris dans les vaisseaux de l'animal, se conservent indéfiniment sans altération si on les maintient à l'abri de l'air.

M. Pasteur nous a appris à isoler ces germes, à les cultiver séparément dans les milieux qui leur conviennent ; il leur a donné un état civil en montrant que, transportés successivement dans 20, dans 100 bouillons, pendant une série d'années, ils se reproduisent toujours avec les mêmes caractères. Cette notion a été aussi décisive pour les progrès de la bactériologie que l'a été la connaissance de l'irréductibilité de la molécule des corps simples pour les progrès de la chimie.

Nous sommes loin de les connaître tous, ces germes ; il en est, malheureusement de plus intéressants pour la médecine, qui ne démontrent leur existence que par leurs méfaits, et qu'on n'a pu ni cultiver ni même voir avec les bons microscopes et les artifices de coloration dont nous disposons aujourd'hui. Mais les 200 espèces environ de moisissures, de levures, de bactéries qui ont été bien étudiées nous donnent une connaissance générale de ces êtres d'une petitesse et d'une simplicité d'organisation extrêmes, d'une fécondité qui n'a d'égale que leur fragilité, d'une voracité et d'une délicatesse singulière dans le choix de leurs aliments. Nous possédons sur leur rôle dans la nature, sur leur conflit avec les substances inanimées et avec les êtres vivants supérieurs des notions assez précises pour que nous sachions utiliser leur concours ou nous opposer à leurs entreprises.

Les micro-organismes intéressent le médecin à deux points de vue.

Dans les conditions les plus ordinaires, ils vivent dans le monde extérieur, à l'état de saprophytes, c'est-à-dire se nourrissant des matières organiques mortes dont ils provoquent la décomposition. Dans ce genre de vie, leur étude est du ressort de l'hygiène.

Mais ils peuvent aussi s'introduire dans les corps vivants, vivre à leurs dépens d'une vie parasitaire, et devenir ainsi les agents des maladies les plus communes et les plus meurtrières qui affligent l'humanité. L'organisme n'est pas passif comme les substances mortes ; les cellules qui le composent entrent en lutte avec les micro-organismes envahisseurs, et ce sont précisément les péripéties de cette lutte qui constituent la maladie.

Le combat paraît s'engager tantôt corps à corps, de cellule à micro-organisme qui cherchent à s'entre-dévorer, tantôt à distance par le moyen de poisons et d'antidotes dont nous commençons à peine à démêler la nature et les effets. C'est seulement lorsque nous posséderons la solution de ce problème de physiologie pathologique que nous serons réellement maîtres de l'action de ces vaccins solubles dont un essai récent a soulevé de si grandes espérances suivies d'une si cruelle déception.

Quel que soit l'intérêt qui s'attache à ces questions, je n'oserais m'y engager, car le temps me manquerait pour vous en présenter clairement l'état actuel. Il a d'ailleurs été exposé, avec une compétence et une autorité qui me font défaut, dans un ouvrage très personnel que M. Bouchard a bien voulu dédier à notre Université à l'occasion des fêtes de son Centenaire.

Je me bornerai donc à vous entretenir de la fonction que les micro-organismes accomplissent dans le monde extérieur et des moyens dont nous disposons pour la régulariser. Ce point de vue me semble mériter votre intérêt. Car, quel que soit l'avenir réservé à la thérapeutique et à la prophylaxie par les vaccins, je ne crains pas de dire que c'est à l'hygiène du sol et du sous-sol, de l'eau et de l'air que nous serons redevables des grands résultats, de ceux qui influent réellement sur la prolongation de la durée moyenne de la vie humaine.

J'ai montré comment au siècle dernier les médecins invoquaient comme causes des maladies populaires les exhalaisons qui s'élèvent des matières organiques en décomposition à la surface du sol. La science moderne leur a donné raison, mais de plus elle a fait connaître les moyens de combattre ces causes.

La plus impérieuse tâche assurément qui s'impose à une société est de se débarrasser des matières usées, j'entends par là les choses mortes, animales et végétales, les résidus de toutes les industries et les matières excrémentitielles. Dans l'économie de la nature, ces substances usées sont destinées à être reprises par le règne végétal et à retourner dans le circulus vital, mais seulement après avoir subi une série de transformations qui les ramènent par degrés à leurs principes minéraux. Tant que cette opération n'est pas achevée, les matières en décomposition sont un danger pour les êtres vivants.

Les plus redoutables pour l'homme sont assurément les résidus de sa digestion. Parmi nos grandes maladies populaires, il en est au moins trois qui ont une origine fécale bien démontrée, le choléra, la fièvre typhoïde, la dysenterie. Le nom seul de la première répand la terreur, et ses invasions suspendent la vie sociale ; mais ce que l'on sait moins, ce sont les ravages exercés par la fièvre typhoïde et la dysenterie dans nos campagnes ; elles comptent pour les deux tiers dans la mortalité générale de la population française.

Le moyen le plus sûr de détruire les matières usées serait de les brûler ; mais il n'est pas économique. Il faut donc laisser la fonction de purification à la nature, qui emploie à cet effet les micro-organismes.

Il y en a de deux sortes : les uns, se développant à l'abri de l'air, anaérobies, opèrent des décompositions lentes, hydratations, déshydratations, dédoublements ; les autres, aérobies, font agir sur les matières organiques l'oxygène qu'ils empruntent à l'air, et déterminent des oxydations rapides. Ces deux modes peuvent s'accomplir successivement ou simultanément ; dans les conditions les plus communes, les anaérobies entrent les premiers en action et préparent les matières à subir l'action des aérobies. Il y a tout avantage évidemment à ce que l'opération marche très vite, et tous nos efforts doivent tendre à favoriser l'œuvre des aérobies. Mais le problème n'est pas toujours aisé.

Le premier temps de l'opération, et peut-être le plus difficile, consiste dans l'enlèvement des matières déposées à la surface du sol. C'est le moment où elles sont le plus nocives ; non seulement parce qu'elles sont plus rapprochées de nous, mais encore parce qu'elles renferment en plus grande quantité et à l'état le plus virulent les micro-organismes pathogènes qui n'ont pu encore être détruits par la concurrence vitale des espèces préposées à la purification. L'enlèvement doit donc être rapide et complet.

Je ne veux pas ici faire le procès des erreurs de nos prédécesseurs, qui sont trop souvent encore les nôtres, de la pratique barbare du tout à la rue, ni des fosses fixes, des dépôts d'immondices, des mares stagnantes à proximité des habitations, qui créent tout près de nous des foyers de décomposition dans les pires conditions de la vie sans air ; ni même de l'enlèvement journalier des tinettes mobiles utilisées pour l'épandage des matières crues sur les cultures potagères, qui en préservant les habitations porte le danger un peu plus loin. Je suppose que les matières solides soient promptement et loin des villes livrées à l'industrie pour être transformées en engrais. Je suppose aussi que pour l'enlèvement des matières liquides on ait adopté le système du tout à l'égout, qui est seul applicable aux grandes agglomérations.

Ce système résout le problème de l'enlèvement rapide et complet, mais à condition que la canalisation soit parfaitement étanche, avec des pentes bien ménagées et une irrigation abondante de toutes ses parties : ces conditions ne sont pas toujours parfaitement réalisables ; ici c'est l'eau, ailleurs c'est l'inclinaison du sol qui fait défaut. Un égout engorgé dans son collecteur ou stagnant dans ses tronçons borgnes est, à ma connaissance, l'origine la plus ordinaire des épidémies de fièvre typhoïde. L'air, circulant dans ces conduits souterrains, se charge de liquides à l'état vésiculeux et répand dans l'atmosphère les germes pathogènes.

Au débouché de l'égout commence un nouveau problème. Versées dans la rivière, dans le canal, dans l'étang, dans les bassins, dans les ports, les matières de l'égout sont soumises aux lentes décompositions anaérobiques ; la destruction ne s'en achève jamais ; les années, les siècles, en accumulent les dépôts de plus en plus abondants, de plus en plus nocifs. L'hygiène moderne exige comme complément d'une canalisation d'égouts l'irrigation de vastes surfaces aménagées pour l'agriculture intensive, comme elle fonctionne à Gennevilliers et dans maintes villes du continent.

Nous voici arrivés au deuxième temps de l'opération. Issues du dépotoir ou de l'égout, les matières organiques, déjà plus ou moins modifiées, sont confiées au sol. C'est au sol que revient en dernier ressort le grand œuvre de la purification.

Pour l'accomplir, il lui faut le concours de l'air et de la chaleur. En présence de l'oxygène et sous l'influence excitatrice des rayons solaires, les matières organiques sont attaquées par les micro-organismes aérobies, de telle sorte que le carbone est transformé en acide carbonique, l'hydrogène en eau, l'azote en ammoniaque. Au moment où la matière organique a complétement disparu, et alors seulement, une dernière opération, effectuée par les curieuses espèces de micro-organismes ingénieusement isolées et cultivées par M. Wirogradsky, transforme les sels ammoniacaux en nitrates et nitrites. Nous voici au terme des dégradations; il ne reste plus que des éléments minéraux, propres à servir d'aliments aux végétaux supérieurs et, par conséquent, à recommencer le cercle de la vie.

Mais le processus ne s'accomplit pas toujours avec cette bienfaisante régularité. Si l'oxygène fait défaut, comme cela arrive lorsque le sol est trop compact ou lorsqu'il est inondé, si en même temps la matière organique est en grande abondance, ce sont les phénomènes de la putréfaction qui ont lieu, avec dégagement de gaz odorants. Ces phénomènes s'accomplissent sous l'influence de micro-organismes anaérobies, parmi lesquels jouent peut-être un rôle plusieurs espèces très pathogènes, notamment le bacille du tétanos et le vibrion de la gangrène, que l'on peut extraire presque constamment des sols riches en humus. La lenteur des décompositions permet d'autre part la conservation prolongée d'autres espèces pathogènes aérobies; comme le bacille charbonneux, le bacille typhique, et au premier rang les micro-organismes de la fièvre intermittente.

En pareil cas, il faut que l'hygiène vienne en aide à la nature; l'assèchement du sol par le drainage, son oxygénation par le labour, sont les facteurs principaux, consacrés par l'expérience, de l'assainissement des sols marécageux.

C'est surtout au moment où les eaux viennent à se retirer que certaines espèces pathogènes semblent pulluler de préférence. C'est ainsi que récemment, à la suite des inondations de l'Aude, nous avons vu la fièvre typhoïde renaître en multiples foyers malgré la saison avancée. Je ne saurais toutefois souscrire aux conclusions de la célèbre école de Munich, d'après laquelle les agents des maladies infectieuses seraient inoffensifs au sortir du corps humain et n'acquerraient leurs propriétés pathogènes que dans le sol, dans des conditions favorables d'humidité et de chaleur. La loi de relation qu'elle a prétendu exister entre la marche épidémique du choléra et de la fièvre typhoïde et les variations de la couche d'eau souterraine ne se vérifie que dans des cas particuliers, et l'observation journalière ne permet pas de douter que ces maladies soient transmissibles directement de l'homme malade à l'homme sain

Nous avons reconnu jusqu'à présent l'existence de deux réservoirs, pour les agents de nos maladies endémiques : les latrines et les égouts en première ligne, le sol en deuxième ligne. Il me reste à vous parler d'une troisième source à laquelle une autre grande école d'hygiénistes attribue, à tort selon mon sentiment, un rôle exclusif ou prédominant, mais dont je reconnais hautement la réelle importance, je veux dire l'eau de boisson.

L'eau de source, au moment où elle sort des profondeurs de la terre, est pure, et de plus est impropre à tout développement des bactéries ; les micro-organismes qui y sont semés meurent au bout d'un certain temps faute d'aliments. Mais, à mesure qu'elle chemine et devient rivière en recueillant les eaux d'infiltration du sol, elle se charge de plus en plus de micro-organismes et de matières organiques ; chaque pluie a pour effet d'en décupler le nombre. Le nombre s'accroît surtout et devient prodigieux au sortir des villes où la rivière a reçu les égouts collecteurs. A ce moment, l'eau, devenue riche en matières organiques, est en outre propre à la multiplication des bactéries.

Qui boirait une pareille eau, où aboutissent toutes les déjections des malades, s'exposerait inévitablement à contracter l'une ou l'autre des maladies infectieuses qui règnent dans la ville.

On peut aussi établir en principe que toute eau, contenant à l'ordinaire ou à certains moments un taux exagéré de micro-organismes, est par cela même suspecte et doit être rejetée de l'alimentation.

Ces notions sont devenues aujourd'hui populaires, et toute municipalité soucieuse de la santé de ses administrés s'est imposé l'obligation de leur fournir, dans la mesure du possible, une eau potable de bonne qualité. Le but à atteindre consiste à capter une bonne eau de source, à l'amener à la ville par un aqueduc étanche. et à la distribuer par une canalisation également étanche. Lorsque ces conditions n'ont pu être réalisées qu'imparfaitement, il reste une dernière ressource, la filtration par les filtres Chamberland. Cette coûteuse installation n'est évidemment applicable qu'à des habitations riches ou a des collectivités précieuses à la société et prédisposées aux maladies infectieuses, comme sont l'armée et les enfants de nos écoles et de nos lycées. La Guerre a fait, pour en pourvoir ses casernes, des sacrifices considérables qu'elle n'a point à regretter ; il est à désirer que l'Instruction publique trouve aussi dans son modeste budget les ressources nécessaires à cette prévoyance.

Mais ces moyens mêmes ne donnent pas des garanties permanentes. Les aqueducs, les canalisations, les filtres même, ne sont pas impeccables ; l'eau la plus limpide, l'eau peu chargée de micro-organismes peut avoir été exposée à quelque souillure et renfermer des bactéries pathogènes. Si la détermination de ces espèces n'est pas encore un problème résolu, du moins est-elle serrée de près en ce qui concerne les plus importantes, le bacille typhique et le bacille cholérique, et peut-on espérer une solution prochaine.

Les pouvoirs publics sont donc intéressés à exercer sur les qualités de l'eau une surveillance attentive et continuelle ; c'est ce qu'on a bien compris à Paris, à Lyon, à Marseille, où fonctionnent déjà des laboratoires municipaux pour les recherches bactériologiques.

Purifier la rue, le sol, l'eau, voilà donc trois exigences fondamentales de l'hygiène moderne. Il en est une quatrième, non moins importante, la purification de l'air.

L'air n'est pas un milieu favorable à l'entretien de la vie et à la multiplication des germes; il leur est même nuisible; la plupart des espèces ne résistent à son action oxydante qu'à l'état de spores. Dans les solitudes de l'Océan, dans les solitudes glacées des Alpes, l'air est pur ; dans 1 mèt. cube on peut ne pas trouver un seul germe. Mais ce n'est pas cet air-là qu'on respire dans les villes, dans l'habitation étroite de l'ouvrier, dans la caserne, dans les études et dortoirs des internats, dans les hôpitaux. En analysant l'air d'une chambre de soldats au réveil, j'ai trouvé jusqu'à 220 germes par litre. Parmi ces germes il peut s'en trouver de pathogènes et il n'est pas douteux qu'introduits dans le poumon par la respiration ils ne puissent déterminer des maladies infectieuses. Dans tous les lieux bas et clos, où les hommes sont agglomérés, où les foyers de décomposition se multiplient, partout où le marais atmosphérique s'épaissit, le renouvellement de l'air par un bon système de ventilation est en conséquence une impérieuse obligation.

La ventilation n'est cependant pas un préservatif suffisant. Remarquons que les germes ne restent en suspension dans l'air que par l'action des courants qui l'agitent, et qu'en raison de leur poids spécifique ils tendent incessamment à tomber. Les poussières qui s'accumulent sur nos vêtements, sur la surface des meubles et des tentures, sur la literie, dans les recoins des murs, dans les entrevous des planchers mal joints, recèlent une quantité de germes incomparablement plus élevée que celles qui sont en suspension. Transportées par les mains, par l'intermédiaire des boissons et des aliments, au contact de la muqueuse buccale, elles seront facilement absorbées.

.. De toutes les surfaces d'absorption il n'en est pas de plus active qu'une plaie. Et cependant, pendant combien de siècles n'a-t-on pas touché les plaies avec des mains, des instruments, des pièces de pansement qu'on ne

3

songeait pas à purifier! A une époque qui n'est pas éloignée de nous, le succès des opérations les plus simples était incertain. En sortant de la salle d'opérations, quel chirurgien ne s'est pas dit avec tristesse : «Le voilà opéré, que Dieu le guérisse!» Vers 1865, après que M. Pasteur eut publié ses recherches sur les fermentations et la putréfaction, et bien avant que la pathologie animée eût reçu sa démonstration expérimentale, un chirurgien anglais, Lister, avec une hardiesse de pressentiment dont l'humanité lui saura gré à tout jamais, conçut l'idée que la septicémie, l'infection purulente et l'érysipèle n'étaient autre chose que des infections putrides dont la main même du chirurgien portait les germes dans la plaie. Il s'appliqua dès lors à chercher les moyens de mettre les plaies à l'abri des micro-organismes et fonda les principes de cette méthode d'opération et de pansement antiseptique et surtout aseptique qui fut la plus bienfaisante application de la bactériologie. Les salles d'opérés, les maternités, les champs de bataille, furent soulagés du tribut exorbitant qu'ils payaient à la mort.

MESSIEURS LES ÉTUDIANTS,

La pensée que vous avez vue sommeiller, confuse encore, dans la conscience du XVIIIe siècle, s'est développée et précisée. Le mouvement intellectuel dont j'ai essayé de présenter l'esquisse bien imparfaite s'est accompli dans l'espace des vingt-cinq dernières années, par l'effort de la génération qui vous précède immédiatement. L'initiative en appartient à notre race, et les désastres dont nous portons dans le cœur le profond ressentiment n'en ont point ralenti l'essor. Il a marché de front avec la reconstitution de nos forces nationales.

Que viennent nous dire ces philosophes et ces écrivains qui prétendent à votre confiance, lorsqu'ils nous peignent le Français d'aujourd'hui énervé par l'excès de sa civilisation, faible et suggestible, découragé de l'action et de la recherche, voué à un improductif dilettantisme? Est-ce une névrose qui a fait surgir la bactériologie d'un jet magnifique, comme une statue de bronze sort de son moule ?

L'Université vous donnera d'autres leçons.

En vous expliquant le mécanisme de la société, elle vous montrera l'homme isolé, faible, mais l'humanité forte. En vous expliquant le mécanisme de la maladie, elle vous montrera la machine humaine faible et fragile assurément. «Il ne faut pas que l'univers entier s'arme pour l'écraser.» Un très petit microcoque — il en tiendrait cinq milliards à l'aise dans un millimètre cube — peut pénétrer par mille fissures dans notre organisme et saper les fondements de la vie. Mais de cette force invincible, aveugle et toute puissante, nous ne sommes plus les jouets. Le chirurgien qui a mis à nu de vastes surfaces saiguantes et les profondes cavités du corps humain pose ses ligatures avec sécurité, ayant interdit aux micro-organismes d'entrer là. Le bactériologiste va au-devant d'eux, les tient captifs dans ses ballons, les fait pulluler sous ses yeux et distiller leurs affreux poisons, dont il fera des vaccins.

Ainsi, pour l'amélioration de la condition humaine, la voie est tracée, dans l'ordre physique comme dans l'ordre moral. Mais il vous reste beaucoup à faire. La Patrie remet entre vos mains l'outillage de ses laboratoires et la réserve de nos arsenaux. Apprenez à bien penser, tenez-vous prêts à agir, et laissez flotter joyeusement vos bannières au souffle de la pensée moderne.